PCAS   Post Cardiac Arrest S
トレーニング・マニュアル：
追補

「心拍再開後ケアと体温管理療法トレーニング・マニュアル」追補
一般社団法人 日本蘇生協議会　編

Supplement to the Manual 2017

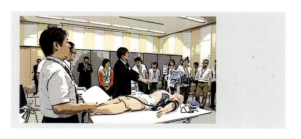

発行　日本蘇生協議会出版部／発売　学樹書院

はじめに

　JRC 蘇生ガイドライン 2010 や ILCOR（国際蘇生連絡委員会）2010 コンセンサスにより，心拍再開後の集中治療は心停止後の脳蘇生に不可欠なものであり，そのチームトレーニングの重要性は本トレーニングコースの複数回の開催により実感できるものとなりました．国際的に全てを網羅したコースはまれであり，海外からも視察があるなど内外の注目度が高いコースで，全国から医師，看護師，臨床工学技士などの多数の参加を得ています．

　プログラム内容は，デバイスを使用した気道管理，CPR フィードバック機器，機械的 CPR，PCPS を使用した ECPR，さまざまな体温管理デバイスを使用した TTM，心拍再開後の全身管理，さらに蘇生中のさまざまなモニタリング，ECPR を加えた心拍再開後ケアのシミュレーションを盛り込み，また新たに心拍再開後ケアに必要な神経学的な見方や脳波によるモニタリングを追加しました．

　2015 年ガイドライン改訂による変更点，神経蘇生の章，新たな器材の紹介を追記した補遺を作成しましたので，従来のトレーニング・マニュアルとともにトレーニングコースや日常の臨床でお役に立てれば幸いです．

平成 29 年 2 月 7 日

野々木　宏　　静岡県立総合病院

長尾　　建　　日本大学病院循環器病センター循環器内科

目　次

心拍再開後ケアにおける神経蘇生　3

（永山正雄　国際医療福祉大学・国際医療福祉大学熱海病院，畝本恭子　日本医科大学多摩永山病院救命救急センター，星山栄成　獨協医科大学神経内科，本多ゆみえ　東海大学医学部救命救急医学，久保田有一　朝霞台中央総合病院脳卒中・てんかんセンター，中本英俊　朝霞台中央総合病院 脳神経外科，江川悟史　朝霞台中央総合病院 神経集中治療部，小畑仁司　大阪府三島救命救急センター）

＊　　　＊　　　＊

ECPR：「適切な循環補助」［43］への追補（有元秀樹　大阪市立総合医療センター救命救急センター）　14

体温管理システム CritiCool：「適切な温度管理」［61］への追補（笠岡俊志　熊本大学医学部附属病院 救急・総合診療部）　15

PCAS の神経集中治療における全身管理と脳循環代謝管理「概説：モニタリング」［17］への追補（黒田泰弘　香川大学医学部 救急災害医学）　18

ガイドラインの改訂に伴う変更点：「概説：低体温療法」［15］への追補（田原良雄　国立循環器病研究センター 心臓血管内科）　19

　　［　］内は正編のページ

本書は正編『心拍再開後ケアと低体温療法トレーニング・マニュアル』の内容を補完するものです．同書と合わせてご利用ください．

心拍再開後ケアにおける神経蘇生：概説　（永山正雄）

　神経蘇生，神経救急・集中治療を要する患者は，広義には全救急患者の 40 〜 60% に達すると推定される．重症患者（神経疾患以外による General ICU 入室例）についてみても，神経系合併症がある患者の割合は少なくとも 20% 以上に達すると推定される．

　一方，心停止後症候群（post cardiac arrest syndrome; PCAS）における心肺脳蘇生では，自己心拍再開後集中治療における体温管理療法の重要性が強調されてきた．さらに，一般社団法人日本蘇生協議会（JRC）が公表した「JRC 蘇生ガイドライン 2015」は，二次救命処置における心拍再開後集中治療およびてんかん発作（痙攣性，非痙攣性）の管理の重要性を強調した．PCAS の転帰予測においても，脳幹反射，脳波・誘発電位等の所見を組み合わせることが最も重要であることが指摘された（**図**）．国外でも，European Society of Intensive Care Medicine (ESICM) による重症患者診療における神経学的診察に関する報告（2014），Neurocritical Care Society と European Society of Intensive Care Medicine (ESICM) による Multimodality Monitoring (MMM) に関するコンセンサスステートメントが，ともに 2014 年に公表された．

　したがって，PCAS を含む重症患者診療においては，体温管理療法や脳機能モニタリングさえ行っていれば神経蘇生，神経救急・集中治療を行っているとの考えは大きな誤りであり，神経系の病棟や外来はもちろん，ER，救急外来，ICU での診療を担当する医師，メディカルスタッフは，神経蘇生，神経救急・集中治療に必要な基本的な神経所見の診かた，神経系モニタリング，初期対応について十分に理解しておく必要がある．

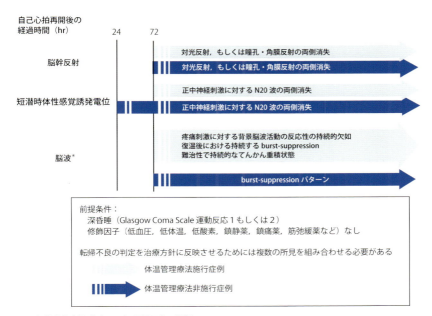

図　心停止後症候群（PCAS）転帰不良の指標

*脳波の推奨度は脳幹反射および短潜時体性感覚誘発電位に比して低い．

（日本救急医療財団心肺蘇生法委員会監修．改訂 5 版 救急蘇生法の指針 2015 医療従事者用．へるす出版．2016. p.106）

神経所見の診かた（1）：意識の診かた （畝本恭子）

意識障害の評価

意識障害には意識レベルの障害と意識内容の障害（意識変容）がある．意識障害の評価には次のさまざまなスケールが用いられる．

成人の救急・集中治療ではJCS，GCSの評価が基本的に必須であり，重症患者ではFOUR Scoreを加える．FOUR Scoreは，脳幹機能の評価，気管挿管例における評価を可能とした．わが国から救急例におけるECSの有用性が示されている．

意識障害の評価スケール

Japan Coma Scale (JCS)*
Glasgow Coma Scale (GCS)*
Japan Coma Scale for infants (JCS-Sakamoto)
Children Coma Scale (CCS)
Full Outline of UnResponsiveness (FOUR) Score
Emergency Coma Scale (ECS)

* 正編 p22 参照

Emergency Coma Scale

大分類		
I桁	覚醒している（自発的開眼，発語，合目的動作）	
	見当識あり（発語あり）	1
	見当識なし　または　発語なし	2
II桁	覚醒できる（刺激による開眼，発語，従命）	
	呼びかけにより	10
	痛み刺激により	20
III桁	覚醒しない（痛み刺激でも開眼，発語，従命なく運動反応のみみる）	
	痛みの部分に四肢をもってゆく，払いのける	100 L
	ひっこめる（脇を開けて），または顔をしかめる	100 W
	屈曲する（脇をしめて）	200 F
	伸展する	200 E
	動きがまったくない	300

「覚醒」の程度で分けているため，再現性が高い．
特徴：JCSで曖昧だった，覚醒の定義を明確化．そのため，開眼できなくても分類・評価できる．

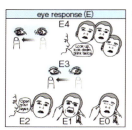

4　開眼，指示により追視，瞬目
3　開眼しているが追視なし
2　閉眼，大きい声により開眼するが，追視なし
1　閉眼，疼痛刺激により開眼するが，追視なし
0　疼痛刺激によっても閉眼のまま

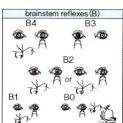

4　対光反射，角膜反射あり
3　一側瞳孔散大・反応なし
2　対光反射または角膜反射消失
1　対光反射および角膜反射消失
0　対光反射，角膜反射，咳嗽反射消失

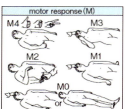

4　指示により母指伸展，あるいは，こぶし，ピースサインができる
3　疼痛部位がわかる
2　疼痛に対して屈曲反応
1　伸展姿位
0　疼痛に反応なし，またはびまん性ミオクローヌスてんかん重積状態

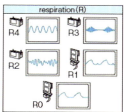

4　非気管挿管，正常呼吸パターン
3　気管挿管，Cheyne-Stokes呼吸
2　非気管挿管，不規則な呼吸
1　レスピレーター設定呼吸回数以上の呼吸
0　レスピレーター設定通りの呼吸または無呼吸

Full Outline of UnResponsiveness (FOUR) Score (Coma Scale)

（Wijdicks EF, et al. Validation of a new coma scale: the FOUR score. Ann Neurol 2005; 58: 585-593 より一部改変／永山正雄ほか編．神経救急・集中治療ハンドブック第2版．医学書院，2017 (in press)）

Supplement to the manual

神経所見の診かた（2）：眼所見の診かた （星山栄成）

眼位　一般的に眼位を診る時は，検者の左手で患者の下顎部を押さえて，検者の右第2指を指標としてゆっくり動かし，左右・上下，右上，右下，左上，左下の8方向への動きを検査する．左右・上下の4方向では，最終地点で指標の動きを止めて，眼振の有無を観察する．しかしながら，心拍再開後の重症患者で眼位を確認する場合は，両上眼瞼を他動的に開瞼させることで評価する．

代表的な眼位の異常

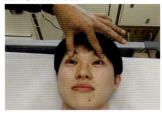

病巣側への共同偏倚：
テント上（大脳）の破壊性病変

健側への共同偏倚：
テント下（脳幹・小脳）の刺激性病変

下方への共同偏倚（視床の眼）：
視床出血

斜偏倚：
視床～視床下部病変や脳幹病変

一側のみの偏倚：
動眼神経麻痺

瞳孔　瞳孔の観察にはあまり明るすぎる部屋や，暗い部屋は不適切である．瞳孔の大きさ（縮瞳，散瞳，瞳孔不同の有無），形（正円，不正）を視診する．瞳孔が2mmより小さい時は縮瞳，5mmより大きいのを散瞳とする．瞳孔径の計測は，目視で正確に判定することは困難であり，対光反射の有無も同じことが言える．近年，近赤外光を利用した自動瞳孔測定器が導入され始めている．客観的指標を用いることで，正確な評価が可能となった．

代表的な瞳孔・対光反射の異常

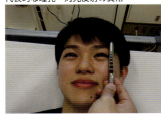

正常：瞳孔径2～5mm

両側瞳孔散大：脳ヘルニアの完成，アルコール・薬物中毒，重症低酸素脳症，出血性ショック，全身性痙攣の発作時

両側縮瞳：橋の障害（対光反射あり），神経梅毒（対光反射なし）

一側（病巣側）の瞳孔散大と対光反射消失：テント切痕ヘルニア，動眼神経麻痺，Adie症候群

一側（病巣側）の縮瞳と対光反射消失：ホルネル症候群

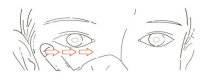

対光反射　光量の十分なペンライトを用い，患者の視線の外側から瞳孔に光をあてる．1回目は光をあてた側の瞳孔の収縮を観察する（直接対光反射）．2回目に反対側の瞳孔の収縮を観察し（間接対光反射），速，鈍，消失のいずれかを判定する．必ず両眼を検査する．

定量的電子瞳孔計　これまで瞳孔径や対光反射の有無については，観察者がペンライトを用いて測定してきた．しかし，実際には観察者間の差異があり，誤診の可能性が残る．そこで，近赤外光を利用した定量的瞳孔記録計が導入され始めている．この瞳孔記録計を用いることで，信頼性をもって客観的に数値化することが可能となった．

その他のメリットとしては，縮瞳時の的確な判断，対光反射減弱や瞳孔不同の早期発見などが挙げられる．

定量的瞳孔計の有用性が期待される臨床状況　（石原まな美，永山正雄ほか．日神救誌 2015 より一部改変）

1. 観察者・職種による評価結果の標準化
2. 意識レベル（FOURスコア等），対光反射変動の早期検出
3. アウトカム，脳死，死亡の正確な評価
4. 薬物の効果・副作用の鋭敏・迅速な評価
5. 脳幹部出血や有機リン中毒などによる高度縮瞳例
6. 明所での評価
7. 照度が変化する病室における評価
8. 臨床研究，教育上の有用性

神経所見の診かた（3）：反射の診かた（本多ゆみえ）

ハンマーの使い方
ハンマーは握りしめずにバランスのよい部分を持ち，適切な強さとスピードで手首のスナップをきかせながら叩打する（**図1**）．

深部反射：記載法
深部反射の記録は反射の図に記載し，6段階の符号で表記する．
- －　消失（増強法を行っても反射が誘発されない）
- ±　軽度減弱（増強法を行い初めて反射が誘発される）
- ＋　正常
- ＋＋　やや亢進
- ＋＋＋　亢進（下肢の場合は pseudoclonus が出現）
- ＋＋＋＋　著明に亢進（下肢の場合は clonus が出現）

病的反射に関しては，病的反射名を記載し「＋」，「－」，「±」のいずれかを記載（**図2**）．

代表的異常パターン（錐体路，頸髄，腰髄，末梢神経）
錐体路障害：
　　　　バビンスキー反射の出現
　　　　腱反射の亢進
　　　　腹壁反射などの反射の減弱から消失
　　　　痙性麻痺（筋緊張亢進）
　　　　手・指・足クローヌスの出現
頸髄障害：
　　　　頸椎症：
　　　　上肢は腱反射の減弱から消失
　　　　下肢は深部腱反射が亢進
腰髄障害：
　　　　膝蓋腱反射の減弱から消失
　　　　アキレス腱反射の亢進
末梢神経障害：
　　　　全ての反射の減弱ないし消失
　　　　病的反射なし

病的反射：Babinski 反射
正常では認められない反射であり，錐体路障害で認める．バビンスキー徴候（反射）（Babinski sign〔reflex〕）は最も重要な病的反射で，第1趾の背屈現象と第2～4趾の開扇現象．求心路は L5～S1，遠心路は L4・L5．足底の外側を踵から上に第3趾のつけ根付近まで，ゆっくりとこする．第1趾の背屈がみられれば陽性（**図3**）．

病的反射：Chaddock 反射
バビンスキー反射の変法．足の外果の下を後ろから前へこする．第1趾が背屈すれば陽性（**図4**）．

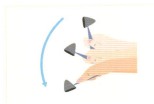

図1　ハンマーの使用法
（『BRAIN』2012年第6号〈"なんとなく"はもう卒業！今日からわかる神経所見のとり方〉より）

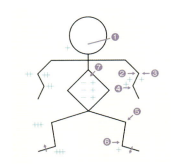

図2　反射の記載例
①下顎反射，②上腕二頭筋反射，③上腕三頭筋反射，④腕橈骨筋反射，⑤膝蓋腱反射，⑥アキレス腱反射，⑦腹壁反射
（『BRAIN』2012年第6号〈"なんとなく"はもう卒業！今日からわかる神経所見のとり方〉より）

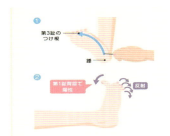

図3　バビンスキー徴候
（『BRAIN』2012年第6号〈"なんとなく"はもう卒業！今日からわかる神経所見のとり方〉より）

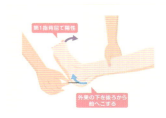

図4　チャドック反射
（『BRAIN』2012年第6号〈"なんとなく"はもう卒業！今日からわかる神経所見のとり方〉より）

神経所見の診かた（4）：不随意運動の診かた （星山栄成）

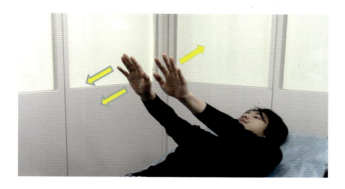

不随意運動とは脱力や痙性によらずに，随意または自動運動が過剰になるような運動過多の状態をいう．舞踏症，ジストニア，ミオクローヌス，バリスム，アテトーゼ，チック，振戦などが挙げられる．図のように手関節を背屈させたまま手指と上肢を伸展させ，その姿勢を保持するように指示すると，「手関節及び中指関節が急激に掌屈し，同時に，元の位置に戻そうとして背屈する運動」が認められる．これをアステリキシス，または羽ばたき振戦ともいう．典型的には肝性脳症や腎不全などの代謝性脳症に見られる．

神経所見の診かた（5）：てんかん重積状態の診かた （永山正雄）

1) 痙攣発作に1～2分以内に終わることが多く，多くの例で病院到着前に発作は止まっている．
2) Neurocritical Care Society のガイドライン（2012年）は，臨床的あるいは電気的てんかん活動が少なくとも5分以上続く場合，またはてんかん活動が回復する（発作前の状態に戻る）ことなく反復する状態が5分以上続く場合をてんかん重積状態と定義した．
3) 臨床的に，てんかん重積状態は全身痙攣重積状態（GCSE）と非痙攣性てんかん重積状態（NCSE）に分類される．
4) てんかん重積状態により心停止や呼吸停止を含む急性臓器障害が生じ得る．
5) 痙攣発作時は，まず誤嚥や窒息を防ぐことが重要である．
6) 全身痙攣が持続あるいは反復している場合，最初に患者に接触する前から全身痙攣が続いている場合は，GCSEと考えてただちに抗てんかん薬を投与する．
7) 全身痙攣の合併症だけでなく，抗てんかん薬の作用でも呼吸抑制が生じるので呼吸管理を行う．
8) てんかん重積状態では，薬物治療効果や非痙攣性てんかん発作の合併を評価するためにも，少なくとも48時間の持続脳波モニタリングが推奨される．

てんかん重積状態の分類

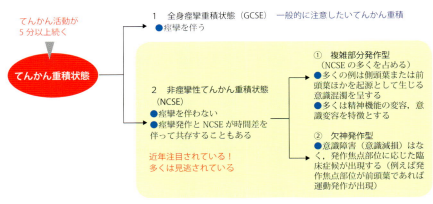

（永山正雄．Expert Nurse 2016; 32(5): 42-47 より）

非痙攣性てんかん重積状態を想起すべき病歴と症候

①意識障害
急性
- 昏睡状態
- 意識変容
- 意識レベルの変動

遷延性
- 遷延性植物状態
- 意識レベルの変動
- 一過性意識消失発作
- 一過性神経発作（TNA）

②高次脳機能障害
- 失語症
- Klüver-Bucy 症候群
- 健忘

③認知障害
- 認知症
- 異常言動

④精神症候
- 笑い

⑤その他
- 自動症（同じ言動の反復，瞬目・咀嚼・嚥下，舌なめずり，鼻こすり，パントマイム様顔面自動症
- 凝視，眼球共同偏倚，自発眼振様眼球運動
- 発作性・反復性・変動性・原因不明の神経症候
- 発作間欠期における顔面や四肢の小さなミオクローヌス

⑥てんかん関連臓器機能障害（Epi-ROD）
- 急性心停止
- 無呼吸

てんかんより生じる各種臓器機能障害

（永山正雄．Expert Nurse 2016; 32(5): 42-47 より）

Supplement to the manual

脳波・持続脳波モニタリング（1）：脳波に関する基礎知識　（久保田有一）

概念
　脳波は，脳活動をリアルタイムにモニタリングするツールである．波形の特徴を知ることにより脳の状態を把握することができる．脳波を判読する上で，重要なことは，各電極の位置，モンタージュ（誘導），アーチファクト，波形変化である．
- 電極の位置：個々の脳波電極がそれぞれ脳のどの部位の活動を反映しているか，少なくとも，右か左か，また前頭部か，側頭部，中心部か，後頭部かなどは最低限知っておくべきである．
- モンタージュ：脳波は基本的に2電極間の電位差を波形として表示しており，どことどこの電極をつなぐか（これをモンタージュと呼ぶ），が判読では重要である．PCAS後では全体的な脳機能を見る必要があり，そのためそれぞれ右半球内，左半球内での電極間をつなぐようなモンタージュを推奨する．

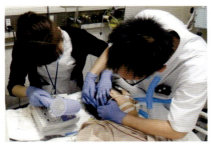

電極装着の実際
当院では，コロジオン電極を用いている

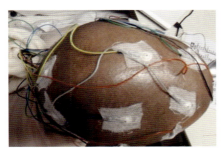

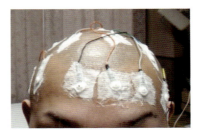

国際10-20法による装着

- アーチファクト：いわゆるノイズである．脳波の電気活動は10〜100μV程度の微弱な電気活動である．そのため周囲の様々なアーチファクトに影響を受ける．集中治療では，体動や，周囲機材の影響も受けることを念頭に置かなければならない．

ICUで見られる主なアーチファクト
- 体動（患者自身，看護師・リハビリなどによる第三者による体動なども含む）
- 呼吸器，シリンジポンプなどの医療器材
- 電極が外れかかっている場合（ハイインピーダンス）
- 心電図

- 波形変化：判読の際には，まず正しく電極が装着されている段階でのいわゆる"きれいな波形"を判読するよう心掛ける．そのため装着直後の波形が一番，判読上重要である．はじめの波形で例えば 30 分を判読して，その印象をつかむことが重要である．波形変化については，周期性発射などの非痙攣性てんかん重積に特徴的な波形があるかどうかを見極めることが重要である．波形変化を見るためには，いうまでもなく測定時間が重要であるが，10 ～ 12 時間でおおむねその患者の脳の状態を確認することはできる．

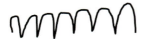

Occipital regions, symmetrical

基本波形
後頭部領域に，左右対称にみられる波形

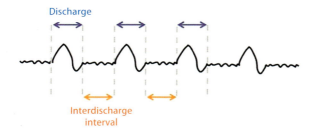

病的波形
代表的な周期性発射（Periodic discharges），非痙攣性てんかん重積との関連があり，注意すべき波形

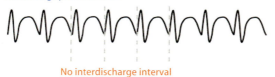

棘徐波複合
こちらも注意すべき波形

脳波・持続脳波モニタリング（2）：PCASにおける脳波異常 〈中本英俊，江川悟史〉

神経集中治療領域において持続脳波モニタリングを行うことは，脳機能モニタリングや非痙攣性てんかん重積発作（NCSE）検出，神経学的転帰予測を行う上で非常に重要とされる．近年では各種ガイドラインで，脳波モニタリングを行うことが推奨されている．

またPCASで体温管理療法（TTM）を行う際には，筋弛緩薬を使用することが多い．筋肉の動きが消失するため，見かけ上の痙攣は隠れてしまう．痙攣の放置につながり，二次性脳損傷の進行から，神経学的転帰悪化につながる．

下記にPCASで見られる，代表的な脳波形について紹介する（図1～5）．

脳波の詳細については，専門家による判読が必要であり，NCSEなど異常なパターンが疑われたら，速やかにコンサルトするのが望ましい．PCASでの積極的なNCSEの治療や転帰予測に関する明確なエビデンスは現時点では存在しないが，脳機能モニタリングという点では非常に重要である．今後の研究が待たれる．

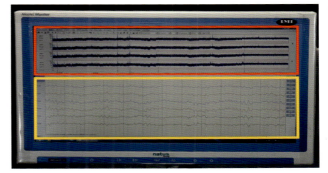

図1　上段（赤枠）：aEEG (amplitude-integrated electroencephalography)，下段（黄色枠）：実際の脳波波形　両方を確認する必要がある．

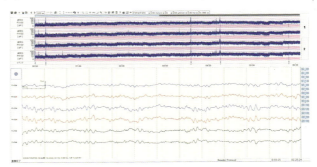

図2　正常波形　基礎波が明確に検出される．アルファ波（1秒間に8～13個）がみられ，睡眠時には波の数が少なくなるなど，覚醒度や刺激の有無による変化がある．

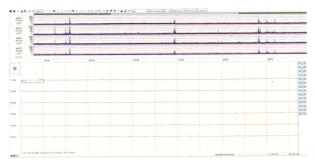

図3　平坦波形　実波形が全体的に平坦であり，刺激でも変化がみられない．aEEGの振幅も小さい．

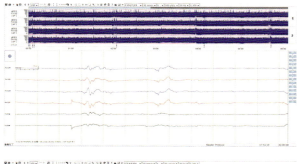

図4 Burst and suppression
実波形で平坦波形と高振幅な群発波が交互に出現している.

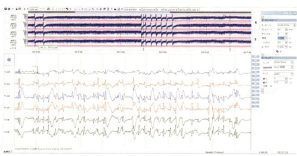

図5 NCSE 波形
実波形で先の尖った波形が周期的に出現している.

脳波・持続脳波モニタリング (3): 迅速脳波検査の意義と実際 (永山正雄)

近年,非痙攣性てんかん重積状態 (NCSE) が,救急医療,集中治療,脳神経系各科で大きな関心を集めている. 1990 年代に始まる臨床モニタリング技術の進歩は, NCSE の臨床像を凝視,異常言動,意識変容などの古典的臨床像から,昏睡,認知症,高次脳機能障害,呼吸停止,心停止を含む重症臓器機能障害へと拡大した. しかし, NCSE は高頻度で治療可能であるにもかかわらず,現在なお,ほとんどの例で NCSE 例は見逃されている.

一方,現在なお臨床の場において,簡便にリアルタイム脳機能モニタリングを行うことは実現されていない. とくに NCSE の診断に必須である脳波検査を行うためには,臨床の場と時間を選ばずに簡易脳波測定,脳波判読,判読結果のフィードバックシステムを構築する必要がある.

最近,わが国で新たな脳波電極とヘッドセットの開発が進められた結果,脳波検査,持続脳波 (cEEG) モニタリング検査の適応病態は大幅に拡大し,急性昏睡状態のみならず,さまざまな神経症候,非神経症候 (急性心停止,無呼吸ほか) に対して,時間と場所を問わずに,迅速かつ容易に ER, 外来から一般病棟, General ICU, Neuro-ICU までの連続的なリアルタイム脳波モニタリング施行,循環・呼吸・脳機能の同時迅速モニタリング施行が可能となった.

Supplement to the manual

脳波・持続脳波モニタリング（4）：aEEG（小畑仁司）

Amplitude-integrated EEG (aEEG)

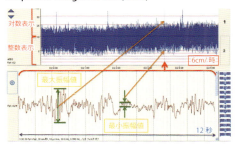

amplitude-integrated EEG（aEEG）とは，脳波の振幅変化を圧縮加工して半対数目盛で表示し，時間軸を圧縮して表示したトレンドグラフである．下段に示される元脳波の時間軸が圧縮され1本の線分として上段に表示される．線分の上端は最大電位，下端は最小電位を示す．aEEGは通常脳波と比較して電極数が少なく，装着，維持，判読が比較的容易であることから，近年，成人の心停止後症候群（PCAS）の予後評価に用いられるようになった．

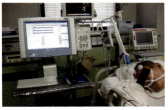 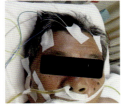 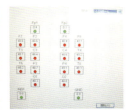

aEEG モニタリングの実際を示す．電極は FP1，FP2，Fz（基準電極），A2（接地電極）に配置している．

4種の aEEG パターン（Rundgren らによる）

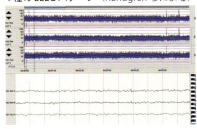

連続（continuous）：min > 2〜3 μV, max > 4〜5 μV

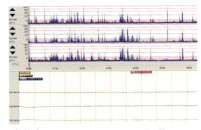

平坦（flat）：min < 2〜3 μV, max < 4〜5 μV

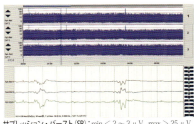

サプレッション・バースト（SB）：min < 2〜3 μV, max > 25 μV

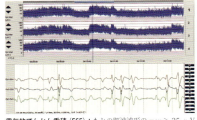

電気的てんかん重積（ESE）：もとの脳波形の max > 25 μV

蘇生後早期に aEEG が平坦であっても，時間経過（24 時間以内）とともに連続背景に移行する症例の大多数は転帰が良好であり，平坦が遷延する症例，早期からサプレッション・バーストやてんかん重積波形を呈する症例は転帰が不良である．ドルミカム等の鎮静薬投与のもと体温管理療法中であっても，予後評価に有用であることが報告されている．3 本の aEEG は上段から順に Fp1-Ref，Fp2-Ref，Fp1-Fp2 を示す．μV は半対数目盛で示されている．

ECPR：「適切な循環補助」[43] への追補 （有元秀樹）

　ECPR（Extracorporeal Cardio Pulmonary Resuscitation）とは体外循環を用いた CPR の手段であり，通常の二次救命処置を行っても自己心拍が再開しない，もしくは再度心停止を繰り返す状況において導入される．

1. 蘇生ガイドライン 2016 における見解
　現在の蘇生ガイドラインにおける ECPR の位置付けとしては以下の通りである．
・ECPR は，実施可能な施設において当初の従来通りの CPR が奏効しない場合に，一定の基準を満たした症例に対する理にかなった救命治療であると提案する
・ECPR は相当量の医療資源を必要とする複雑な処置であるため，すべての病院では施行困難であるが，通常の CPR が奏効しない症例において，成功する可能性がある
・ECPR は冠動脈造影や経皮的冠動脈インターベンション（PCI）など他の処置までの時間稼ぎとなるかもしれない
　今後エビデンスの蓄積により ECPR は更に進化していくことが想定されるが，現時点での ECPR のコンセンサスを紹介する．

2. ECPR の適応

開始規準	除外規準
・年齢 20 歳〜 75 歳 ・初回心電図が VF/ 無脈性 VT ・標準的な ACLS を 15 分以上行っても反応しない	・病院到着までの時間が 45 分以上 ・到着後に 15 分間の標準的 ACLS に反応した ・収容時深部体温＜ 30℃ ・心停止前の ADL が不良 ・家族の同意が得られない

　上記は我が国で行われた院外心停止に対する SAVE-J 研究での適応であり，現在はこの基準を参考に各施設で独自に導入しているのが現状である．

3. ECPR を行う環境
　通常の二次救命処置に加えて，多くの人材や器具が必要となるため，場所や人材などを考慮しなければならない．導入場所として実際には救急外来が多いと思われるが心カテーテルで行う施設もあるなど様々であるため，事前に環境を整備しておく必要がある．
　人的な問題としても，機器の取り扱いに慣れている臨床工学技士やカニュレーションを習熟した医師，介助を行うスタッフが必要となる．場所の問題同様に各施設での事前の打ち合わせ・トレーニングを行っておくことが望ましい．

4. ECPR のカニュレーション方法の特長
　ECPR のためのカニュレーションの方法として穿刺法（Seldinger 法）とカットダウン法がある．穿刺法は体重 15kg 以上の症例で可能であるが，心停止例においては胸骨圧迫の脈のみ触知される状態のため動静脈を確実に穿刺することが困難であることが多い．カットダウン法は直接血管を露出するため確実性に勝るが，時間がかかる点・外科手技が必要な点が欠点となる．そのため緊急時には皮下組織まで切開を加え，その後は穿刺法を併用するハイブリッド法も行われている施設も存在する．
・移動式透視装置や血管造影室など透視が使える状況を推奨
・穿刺時に超音波ガイド下に血管穿刺を行う
・穿刺は鼠径靱帯より末梢で総大腿動脈を穿刺する（この際に背側の血管壁を貫かないように穿刺することが望ましい）

Supplement to the manual

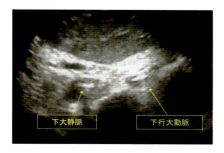

送血管(Fr)					
15	3.8	4.6	5.4	6.5	8.0
17	4.3	5.1	5.9	7.0	8.5
19	5.0	5.8	6.3	7.7	8.2
21	5.8	6.6	7.4	8.5	10.0
23	6.8	7.6	8.4	9.5	11.0
	15	17	19	21	23
	脱血管(Fr)				

図　血管内のガイドワイヤーを超音波で確認　　　表　カニューラのサイズによる流量の違い（L/分）

- ガイドワイヤーを動脈，静脈へ挿入し超音波などで確認を行ったうえで，ダイレーター・カニュレーションの留置を行う（図）．

5. カニューラ選択について

　カニューラのサイズ選択として ECPR の場合 3 〜 4L/ 分程度の血流量でも十分効果が得られるため，必要以上に太いカニューラは必要無いとの意見もある．短時間で確実な挿入を目的とするのであれば動脈（送血管）で 15 〜 17Fr，静脈（脱血管）で 17 〜 19Fr 程度のカニューラでも ECPR は可能である（表）．

体温管理システム CritiCool：「適切な温度管理」[61] への追補（笠岡俊志）

概要　体温管理システム CritiCool はガーメントを体全体に巻き付け体表面の 80％ をカバーし，患者体温をフィードバックし，それに連動して体表面から冷却・加温を行う装置である．

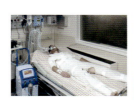
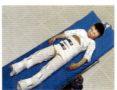
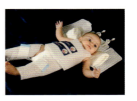

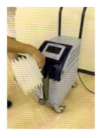
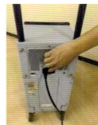
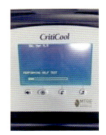

本体セットアップ
本体前面タンクに滅菌水（6L）を入れ，背面の電源を ON にする．セルフテストが始まる．

体表温度プローブを本体正面左側①のポート，膀胱温・食道温等の深部温センサを右側②のポートに差し込む．
接続チューブを本体側，ガーメント側両方に接続しクランプを開放すると水が還流し始める．ガーメントには患者体型に合わせて7種類のものがある．（下表参照）

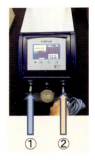

体表温度プローブ
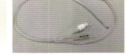
膀胱温センサ
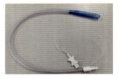
食道温センサ

品名	備考
CureWrap（5S）	体重4kg以下
CureWrap（4S）	体重4〜7kg
CureWrap（XS）	身長79〜91cm
CureWrap（S）	身長91〜104cm
CureWrap（M）	身長104〜122cm
CureWrap（L）	身長122〜135cm
CureWrap（XL）	身長135cm以上

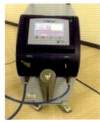
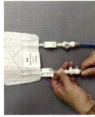
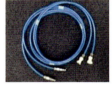
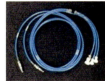

接続チューブは2種類ある．ガーメント側白色コネクターが3本のものと2本のものがあり，CureWrap（XL）用が3本のもの，それ以外のものは2本のものを使用する．

循環水をガーメントに循環させ，満たした状態で体幹⇒脚⇒肩⇒腕の順番にマジックテープで固定していく．

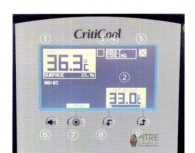

操作パネル　メイン画面
① 深部温，体表温表示
② 目標体温表示
③ 冷却・加温マーク表示
④ 運転モード表示
⑤ 循環水流マーク
⑥ アラーム消音ボタン
⑦ メニュー，確定ボタン
⑧，⑨ 上下ボタン

Supplement to the manual

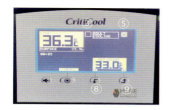

冷却 電源をONにすると冷却モードがスタートする。⑧，⑨の上下ボタンで目標設定体温を設定する（目標設定体温は33.0℃が初期値）。冷却時には③に冷却マーク が表示される。また水が循環中は⑤に が表示される。

復温 ⑦メニュー，確定ボタンを押し，画面右下にメニューディスプレイを表示させる。⑧ボタンにて「SELECT MODE」を選択し，再度⑦メニュー，確定ボタンを押し，確定する。

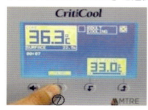 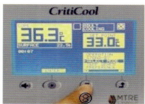 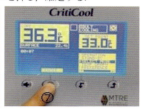

⑧ボタンにて「CONTROLLED REWARM」を選択し，再度⑦メニュー，確定ボタンを押し，確定する。患者の深部温が表示されるので，確認後⑦メニュー，確定ボタンを押し，確定すると復温がスタートする。また水が循環中は⑤に が表示される。※復温速度は0.1℃～0.5℃の5段階の可変設定である。

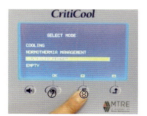 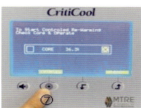 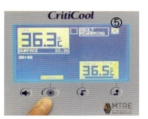

排水 ⑦メニュー，確定ボタンを押し，画面右下にメニューディスプレイを表示させる。⑧ボタンにて「STAND-BY」を選択し，再度⑦メニュー，確定ボタンを押し，確定する。

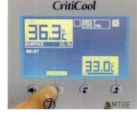 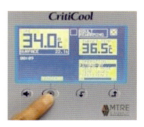

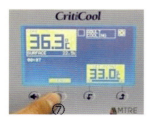 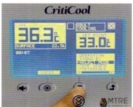 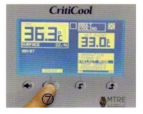

17

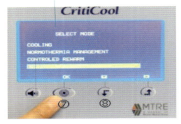

排水側ホースに排水用コネクターを接続し、⑦メニュー、確定ボタンを押し、画面右下にメニューディスプレイを表示させる。⑧ボタンにて「SELECT MODE」を選択し、再度⑦メニュー、確定ボタンを押し、確定する。約3分程度でタンク内の水が排水される。

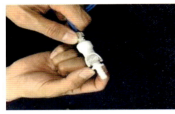
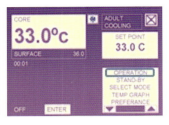

PCASの神経集中治療における全身管理と脳循環代謝管理

「概説：モニタリング」[17] への追補　　（黒田泰弘）

PCASの神経集中治療における全身管理と脳循環代謝管理（図）

　神経集中治療の要点は、一次性脳損傷に引続いて起こる二次性脳障害を防止することである。二次性脳損傷の原因は、低灌流・低酸素・高二酸化炭素血症・再灌流障害、血糖異常・電解質異常・酸塩基異常、などである。PCASケアでは、これらの二次性脳損傷の原因を把握し、それを是正するトレーニングを行う。脳の酸素需給バランスを維持する管理、すなわち脳酸素消費量にみあった脳血流量の供給を念頭におくことが重要である。

■ 重要ポイント　（図内ポイント番号を参照）
1. 脳循環代謝に関するFickの原理から、内頸静脈球部血酸素飽和度（Sjo_2）は脳の酸素需給バランスの指標である。Sjo_2 50％以下（脳血流量減少 and/or 脳酸素消費量増加で、代謝にみあう血流がない）にならないようにする。
2. 脳内酸素飽和度は主に脳静脈の酸素飽和度を反映する点において Sjo_2 に類似し、脳血流量/脳酸素消費量と関連する。ただし、前者は前額部の局所の値であるのに対し、Sjo_2 は全脳を反映する点が異なる。
3. 頭蓋内圧の正常値は15 mmHg以下であり、PCASでは一般に頭蓋内圧亢進は顕著ではない（てんかん重積状態などの合併時を除いて）。したがってPCASで頭蓋内圧モニタリングの必要性は少ない。
4. 脳酸素消費量が過度に増加する病態（てんかん重積、高熱、シバリング、疼痛、不穏、過度な刺激）を是正する。
5. 脳血管拡張をきたす病態（発熱、痙攣、高二酸化炭素血症、低酸素血症、低血圧）を是正する。
6. 脳静脈還流を障害する病態（＝脳静脈圧上昇をきたす病態：頸部屈曲、頸静脈圧迫、人工呼吸器非同調、腹腔内圧上昇、気胸）を是正する。
7. 動脈圧上昇をきたす病態（痛み、尿閉）を是正する。
8. 低二酸化炭素血症は脳血流量を減少させるので避ける。呼気二酸化炭素モニタリングは有用であり、35〜40 mmHgで維持する。
9. 循環血液量を維持し脱水にならないようにする。

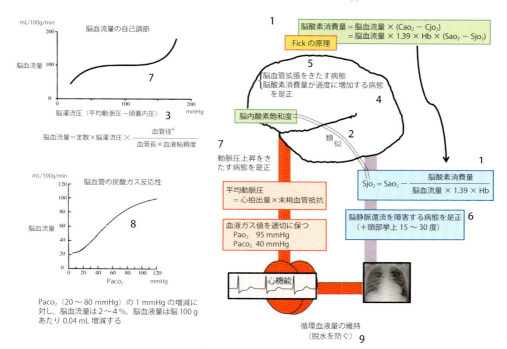

正常値
脳酸素消費量（3～5 mL/100 g/min）
脳血流量（45～50 mL/100 g/min）
Cao_2；動脈血酸素含量（18～20 mL/100 mL blood）
Cjo_2；内頸静脈球部血酸素含量（10～14 mL/100 mL blood）
Sao_2；動脈血酸素飽和度（100%）
Sjo_2；内頸静脈球部血酸素飽和度（50～90%）
Hb：ヘモグロビン濃度

ガイドラインの改訂に伴う変更点
「概説：低体温療法」[15] への追補　（田原良雄）

　本書に関するガイドライン2010から2015への主要な変更点は以下のとおりである．

　心停止後に自己心拍再開（ROSC）が認められた昏睡状態（言葉による指示に対し意味のある反応を示さない状態）にあるすべての成人患者に対し，32～36℃から目標体温を選び．その体温に達したらそれを少なくとも24時間維持するTTM（targeted temperature management: 体温管理療法）を施行することが推奨されるようになった．
　低体温で管理を行う治療法は以前まで低体温療法とされ，これに対して（発熱を回避する）常温にコントロールする治療法は常温療法とされていた．これらをTTMに統一したことが特徴である．

ISBN978-4-906502-42-4

C3047 ¥600E

定価（本体 600 円 + 税）

PCAS トレーニング・マニュアル　追補
「心拍再開後ケアと体温管理療法トレーニング・マニュアル」追補

編　者　一般社団法人 日本蘇生協議会（代表理事 野々木宏）
発行日　2017 年 3 月 20 日
　　　　DTP——グループ＆プロダクツ
　　　　印刷・製本——三報社印刷株式会社

発　売　株式会社 学樹書院
　　　　〒 151-0071　東京都渋谷区本町 1 丁目 4 番 3 号
　　　　TEL 03 5333 3473　FAX 03 3375 2356
　　　　ISBN 978-4-906502-42-4 C3047
　　　　©2017 Japan Resuscitation Council